AF587023

DISSERTATION

N° 187.

SUR QUELQUES POINTS

D'ANATOMIE PATHOLOGIQUE;

THÈSE

Présentée et soutenue à la Faculté de Médecine de Paris, le 1er août 1827;

PAR J.-ALPH. GUERARD, de Noyers,

Département de l'Yonne;

DOCTEUR EN MÉDECINE;

Bachelier ès-lettres et ès-sciences; ex-Élève de l'École pratique, de l'ancienne École normale; Professeur particulier de chimie et de physique; Membre de la société anatomique de Paris, etc.

Undè sequitur, cùm in cadaverum intestinis partem aliquam colore ejusmodi infectam videmus, non continuò eò decurrendum esse aut inflammatione, aut gangrænâ jam in viventibus tentatam pronunciemus; .... cùm vel post mortem aliquandò possit is color induci, præsertim cùm dissolutus sanguis et fluidus est.

MORGAGNI, *de Sedibus et causis morborum*, lib. 2, epist. 19, sect. 18.

A PARIS,

DE L'IMPRIMERIE DE DIDOT LE JEUNE,

Imprimeur de la Faculté de Médecine, rue des Maçons-Sorbonne, n.° 13.

1827.

— 19 —

FACULTÉ DE MÉDECINE DE PARIS.

Professeurs.

M. LANDRÉ-BEAUVAIS, Doyen.

	Messieurs
Anatomie	CRUVEILHIER.
Physiologie	DUMÉRIL.
Chimie médicale	ORFILA, *Examinateur.*
Physique médicale	PELLETAN fils.
Histoire naturelle médicale	CLARION.
Pharmacologie	GUILBERT.
Hygiène	BERTIN.
Pathologie chirurgicale	MARJOLIN, *Examinateur.* ROUX.
Pathologie médicale	FIZEAU. FOUQUIER.
Opérations et appareils	RICHERAND.
Thérapeutique et matière médicale	ALIBERT.
Médecine légale	ADELON, *Suppléant.*
Accouchemens, maladies des femmes en couches et des enfans nouveau-nés	DESORMEAUX.
Clinique médicale	CAYOL. CHOMEL, *Président.* LANDRÉ-BEAUVAIS. RÉCAMIER.
Clinique chirurgicale	BOUGON. BOYER. DUPUYTREN.
Clinique d'accouchemens	DENEUX.

Professeurs honoraires.

MM. CHAUSSIER, DE JUSSIEU, DES GENETTES, DEYEUX, DUBOIS, LALLEMENT, LEROUX, PELLETAN père, VAUQUELIN.

Agrégés en exercice.

Messieurs	Messieurs
Andral.	Gerdy.
Arvers.	Gibert, *Examinateur.*
Baudelocque.	Kergaradec.
Bouvier.	Lisfranc, *Examinateur.*
Breschet.	Maisonabe.
Cloquet (Hippolyte).	Parent du Chatelet.
Cloquet (Jules).	Pavet de Courteille, *Examinateur.*
Dance.	Ratheau.
Devergie.	Richard, *Suppléant.*
Dubois.	Rochoux.
Gaultier de Claubry.	Rullier.
Gerardin.	Velpeau.

Par délibération du 9 décembre 1798, l'École a arrêté que les opinions émises dans les dissertations qui lui sont présentées doivent être considérées comme propres à leurs auteurs, qu'elle n'entend leur donner aucune approbation ni improbation.

A MON PÈRE.

A MA MÈRE.

Hommage d'amour filial, de respect et de reconnaissance.

J.-A. GUERARD.

La Faculté de médecine de Paris, en accordant, à titre de récompense, leur réception gratuite à ceux des élèves qui, pendant la durée de leurs cours à l'École pratique, en ont remporté les prix, leur impose les plus grandes obligations : je n'en ai méconnu aucune; mais mon zèle a pu être trahi par mes forces : puisse l'indulgence de mes juges me soutenir encore dans cette nouvelle épreuve!

DISSERTATION

SUR QUELQUES POINTS

D'ANATOMIE PATHOLOGIQUE.

Fondée dans le dernier siècle avec tant d'éclat par *Morgagni*, l'anatomie pathologique n'a cessé, depuis cette époque, d'être cultivée avec ardeur, comme l'attestent, et les rapides progrès qu'elle a faits, et les services immenses qu'elle a rendus à la médecine, dont elle est devenue la véritable base.

Peut-on, en effet, concevoir les modifications des fonctions autrement que par les altérations des organes, puisque l'on admet généralement que de l'intégrité des organes dépend celle des fonctions?

Trop souvent, il est vrai, les recherches nécroscopiques ne sont suivies d'aucun résultat satisfaisant. Les lésions, ou bien manquent tout à fait, ou bien sont hors de proportion avec les symptômes observés pendant la vie.

Mais cela tient à l'imperfection de nos moyens d'investigation; et plus nous allons en avant, plus nous faisons de progrès dans la science, plus nous la voyons s'enrichir de nouvelles données.

Toutefois, nous ne pouvons nous empêcher d'avouer que cette source si féconde de lumières a aussi ses illusions.

Non que nous prétendions qu'il faille rapporter à l'anatomie pathologique les erreurs dans lesquelles on est tombé si souvent, en discutant la valeur des renseignemens que nous donne cette science ; nous voulons seulement établir en principe, que les lésions qu'elle nous découvre ont quelquefois une source toute différente de celle qu'elles semblent reconnaître au premier aperçu.

C'est surtout dans l'inflammation qu'il importe de distinguer les lésions réellement morbides de celles qui ne le sont pas, tant à cause de la fréquence de ce genre d'affection, qu'à raison de l'importance du rang qu'on a cherché, dans ces derniers temps, à lui assigner dans les câdres nosologiques.

L'altération de couleur et de consistance, l'apparition de produits insolites, tels sont les phénomènes principaux qui attestent sa présence.

Mais, pour que leur témoignage fût irrécusable, il faudrait, 1°. qu'ils apparussent constamment à sa suite; 2°. qu'ils ne se montrassent jamais qu'après elle.

Or, il est reconnu aujourd'hui, d'après les travaux de *Bichat* sur l'anatomie générale du système capillaire, que, d'une part, les traces d'un travail phlegmasique aigu peuvent disparaître spontanément après la mort; et il semblerait même que les parties exposées à l'air perdent plus rapidement leur coloration que celles qui sont soustraites au contact de cet agent : peut-être la pression atmosphérique, qui s'exerce plus immédiatement sur la peau, par exemple, que sur le péritoine, n'est-elle pas étrangère à la production de ce phénomène? (*Andral*, Leçons orales d'anatomie pathologique.)

D'autre part, personne ne conteste que plusieurs des lésions attribuées à l'inflammation reconnaissent souvent une toute autre cause.

J'irai plus loin, car je ne craindrai pas d'avancer qu'il n'est aucune altération qui, prise isolément, puisse caractériser une phlegmasie aiguë.

Cette assertion pourra paraître exagérée; mais nous verrons par la suite que les plus grandes variétés de coloration, de consistance, l'ulcération, la perforation elle-même se produisent quelquefois sous des influences absolument étrangères à l'inflammation.

L'existence du pus est généralement regardée comme liée nécessairement à un travail phlegmasique. Absolument parlant, cela est vrai; mais ce qui ne me paraît pas moins prouvé, c'est que souvent on rencontre du pus là où, pendant la vie, on n'a pu soupçonner l'existence d'une phlegmasie. C'est ainsi que M. *Regnault*, élève distingué des hôpitaux, a été témoin d'un fait très-propre à appuyer l'opinion que j'émets ici. Une femme succomba à une métrite très-intense, survenue à la suite d'un travail d'enfantement prolongé. On n'avait observé, pendant la vie, que les symptômes de la métrite; et pourtant, après la mort, on trouva du pus dans les veines, des abcès dans les organes parenchymateux, dans le poumon, la rate, le foie, et même dans le cerveau.

Ces amas de substance d'un blanc sale, d'une faible cons'stance, qui quelquefois est portée jusqu'au ramollissement complet, qui se développent si souvent en quelques jours chez des individus auparavant robustes, à la suite des grandes opérations chirurgicales, sur lesquelles M. *Blandin* a appelé l'attention dans sa thèse inaugurale, et qu'il considère comme des tubercules, me paraissent avoir la plus parfaite analogie avec le fait de métrite que je viens de citer.

Dans tous ces cas, l'existence d'une plus ou moins grande quantité de pus dans les veines, l'absence de symptômes pendant la vie (j'en excepte toutefois ceux qui se montrent dans le cas où le tissu voisin de ces dépôts vient à s'enflammer lui-même, consécutivement au contact de ce corps étranger), me donnent lieu de penser qu'il y a eu absorption, par les veines, de la matière purulente, transport dans le torrent circulatoire, et dépôt dans divers organes, sous des influences que nous ne pouvons apprécier, mais qui n'en sont pas moins réelles, puisque ces amas semblent affecter une sorte de prédilection pour la périphérie des organes, pour le lobe inférieur dans le poumon, etc.

Les causes sous l'influence desquelles se manifestent ces altérations, que l'on pourrait confondre avec les résultats d'une phlegmasie, se rangent naturellement sous les deux chefs suivans :

1°. *Actions physiques ou mécaniques.* Leur influence s'exerce pendant la vie ; mais leur énergie n'est pas moins puissante après la mort : telles sont les congestions qui se montrent chez les asphyxiés, les anévrysmatiques. Les congestions de position appartiennent encore à cette classe, etc.

2°. *Actions chimiques.* Quand les lois vitales ne régissent plus la matière, elle rentre sous l'empire des lois chimiques : aussi rapporterons-nous à cette série tout ce qui est relatif aux phénomènes de la putréfaction.

Chacun de ces ordres de causes peut produire des effets généraux qu'il nous importe d'examiner avant d'entrer dans des spécialités.

Ainsi que nous l'avons déjà dit, les actions physiques ou mécaniques agissent aussi bien avant qu'après la cessation de la vie.

L'effet qui en résulte pendant la vie est dû immédiatement au trouble de la circulation, soit parce que l'impulsion communiquée au fluide est trop énergique (*congestions actives*) ; soit, au contraire, à raison de la stase qui succède à une impulsion trop faible, aux reflux dans le système veineux, etc. (*congestions passives*) ; soit enfin parce que la pesanteur, l'emportant sur la contractilité des capillaires, les humeurs se rassemblent dans les parties les plus déclives, comme le prouvent et les varices, si fréquemment observées chez les individus qui sont obligés de rester habituellement debout, sans faire, pour ainsi dire, aucun mouvement, et les pneumonies, si communément développées à la face postérieure des poumons chez les malades atteints de fièvre adynamique, etc.

Au moment de la mort, la contractilité des capillaires décroît plus ou moins rapidement : aussi l'influence de la gravitation est-elle de plus en plus sensible.

On a cru long-temps que cette influence de la pesanteur ne s'exerçait que tant que la chaleur subsistait encore (*Béclard*, art. *Cadavre* du Dict. de médecine); mais des observations plus récentes ont démontré qu'il n'en est pas ainsi, du moins absolument. Personne n'ignore que « si on place verticalement un cadavre, les jambes rougissent, se gonflent, noircissent, s'infiltrent de sang et de sérosité, et « les vaisseaux qui s'y distribuent prennent une ampleur extraordinaire. Si, au contraire, on suspend le corps par les pieds, les tégumens du crâne et de la face sont bientôt gorgés de sang, et les « membranes muqueuses du pharynx, des fosses nasales et de la « bouche, pâles avant l'expérience, prennent bientôt une teinte tellement foncée, que tous les tissus semblent avoir macéré long-« temps dans le sang. » (Archives génér. de méd., nov. 1826, mém. de MM. *Trousseau* et *Rigot*.)

Ces expériences, que nous avons répétées, nous ont donné les mêmes résultats,

Quoi qu'il en soit, après que tout mouvement vital a cessé, les humeurs transsudent à travers des tissus jusqu'alors imperméables; elles vont communiquer leur coloration aux organes voisins, ou s'accumuler dans les cavités cellulaires et splanchniques. Remarquons en passant que ces phénomènes de transsudation se montrent également dans le cas d'inflammation. Peut-être l'abaissement de température favorise-t-il aussi la condensation des vapeurs séreuses; mais il est certain que quelques états pathologiques du sang, comme la persistance de sa fluidité, ajoutent encore à cette disposition des humeurs à traverser les solides.

Quelquefois il s'établit une sorte de circulation à la suite de la distension de l'abdomen par des gaz, produits de la décomposition putride des matières renfermées dans le canal intestinal; les vaisseaux mésentériques, la veine-cave inférieure, etc., sont comprimés entre la paroi abdominale postérieure et les viscères, qui trouvent en avant un appui solide; le sang est refoulé vers le cœur. Mais bientôt le diaphragme lui-même est poussé vers la cavité thoracique; le cœur, les poumons, les gros vaisseaux se vident de sang par suite de cette pression, et tout le système vasculaire du cou et de la tête se trouve gorgé; la face se colore; les yeux s'injectent, les pupilles se contractent; quelquefois même le sang peut s'échapper de ses vaisseaux, et se répandre, soit à l'extérieur, soit dans des cavités naturelles ou artificielles. (BÉCLARD. *loco citato.*)

Peut-être est-ce ainsi qu'on devrait expliquer, dans quelques cas du moins, l'hémorrhagie qui avait lieu par les plaies d'un cadavre en présence de son assassin, et à laquelle nos ancêtres attachaient tant d'importance dans les *jugemens de Dieu.*

Parlerai-je ici de la coloration par le contact de substances alimentaires, telles que le suc de groseilles, de betteraves, etc.; mais la présence de ces sucs dans les organes éclairera suffisamment un observateur tant soit peu attentif pour que l'erreur soit impossible. Remarquons d'ailleurs que la coloration n'existe que là où se trouve aussi le suc; elle est ordinairement diffuse, et résiste au lavage. (*Billard,* De la membrane muqueuse gastro-intestinale, 58e. observ.)

Les effets dus aux influences chimiques ne sont ni moins tranchés, ni moins variés que ceux qui prennent leur origine dans les actions physiques. Il existe d'ailleurs entre ceux-ci et les premiers une sorte de corrélation qui vient encore rendre les phénomènes plus complexes.

C'est ainsi que, d'une part, le ramollissement que présentent les muscles, les organes parenchymateux, les tissus cellulaire, adipeux, etc., est fréquemment le résultat de la présence des liquides qui les abreuvent, qui séjournent dans leurs interstices, et y déterminent un changement dans la consistance des élémens intégrans, mais sans leur rien enlever de leurs molécules constituantes. (Dict. des sciences méd., art. *Ramollissement.*) Et, d'un autre côté, la transsudation est plus considérable aux approches de la décomposition putride. (BÉCLARD, *loc. cit.*)

Cette corrélation dont je viens de parler ne se montre-t-elle pas d'ailleurs d'une manière plus évidente encore dans ces phénomènes de congestion déterminés par le dégagement de gaz dans l'abdomen, congestions dont nous nous sommes occupés ci-dessus.

Les colorations peuvent changer, ainsi que nous le verrons, par le contact d'agens chimiques développés dans le travail de la putréfaction. Enfin, consécutivement au mouvement qui s'établit entre les molécules organiques après la cessation de la vie, on voit les solides se ramollir, des fluides se produire, des gaz se dégager, et cela sous des influences quelquefois faciles à apprécier : telles sont la chaleur, l'humidité; d'autres fois, au contraire, presque insaisissables, comme cela a lieu pour certains genres de mort.

L'époque à laquelle ces phénomènes apparaîtront est d'ailleurs difficile à déterminer, tant à raison de la multiplicité des actions qui y président qu'à cause du voile presque impénétrable dont elles sont trop souvent enveloppées.

Il nous semble toutefois que cette époque est plus rapprochée qu'on ne l'admet généralement; s'il est vrai, comme nous l'avons dit plus haut, que les lois chimiques commencent à s'exercer aussitôt après que les corps organisés ont été soustraits à l'influence des lois vitales, il ne faut pas attendre, pour croire à l'existence de la putréfaction, que des altérations profondes se soient manifestées dans la coloration, la consistance ou la nature des divers tissus.

APPAREIL DIGESTIF.

Les principales lésions que nous devons étudier dans l'appareil digestif portent :

1°. Sur la couleur;

2°. Sur la consistance;

3°. Sur les matières contenues

Tunique muqueuse.

1°. *Coloration.*

Dans l'état sain, la membrane muqueuse digestive est d'un blanc parfait dans l'estomac et le gros intestin; elle est grisâtre dans l'intestin grêle.

Chez le fœtus elle est rosée, d'un blanc laiteux chez l'enfant, blanche chez l'adulte, et rougeâtre chez les vieillards qui offrent une sorte de dilatation anévrysmale des veines sous-muqueuses, ou d'une pâleur extrême chez ceux qui se trouvent dans des circonstances opposées. (Billard, *Op. cit.*, p. 65 et suiv.)

La rougeur qui se montre pendant le temps de la digestion persiste encore après la mort. (*Billard*, p. 80 à 84.)

Toute coloration différente de celles qui ont été indiquées est donc anormale.

La pesanteur, la transsudation, la putréfaction, et un mode vicieux d'investigation, telles sont les causes qui, étrangères à un travail phlegmasique, et agissant soit dans les derniers momens de la vie, soit après la mort, peuvent modifier la coloration de la membrane muqueuse digestive.

Il est pourtant une variété de coloration qui tient à une cause différente de celles que nous venons d'indiquer, et qui n'est pas non plus inflammatoire; je veux parler de ces colorations brunes de l'estomac, seul indice d'inflammations souvent répétées, et qui ont disparu depuis long-temps; on trouve quelque chose d'analogue dans la couleur particulière que prend la peau autour des cicatrices des ulcères de la jambe qui se sont renouvelés un plus ou moins grand nombre de fois.

Par suite de la pesanteur, les anses intestinales, placées au-dessous des autres, seront injectées, leurs vaisseaux plus ou moins distendus.

Il pourra même y avoir exhalation sanguine à la face interne du canal.

L'état fluide du sang, dans certains genres de mort, l'asphyxie, par exemple, est une circonstance qui favorise son accumulation dans les intestins, surtout quand il s'y trouve appelé par un corps étranger, comme des vers lombrics (*Morgagni*, lettre 19, parag. 17.); mais ici on conçoit que l'effet a dû se produire avant la mort, alors que le système vasculaire pouvait encore obéir au *stimulus* produit par ces entozoaires

Cette liquidité du sang, jointe à un reste de tonicité des vaisseaux capillaires, ne serait sans doute pas étrangère à la coloration que revêt la membrane muqueuse, par son exposition à l'air, coloration qui est instantanée chez l'animal vivant soumis à des expériences physiologiques, mais qui se fait attendre plus ou moins long-temps quand on expérimente après la mort, ainsi que je m'en suis assuré directement; néanmoins je ne suis pas éloigné de penser que, dans ce dernier cas, on pourrait admettre la concentration et une véritable oxygénation des globules colorés, par suite de l'évaporation d'une partie du sérum.

Par la transsudation, l'injection simple se transforme en points, stries, taches, épanchemens sanguins, et enfin coloration générale.

C'est de la sorte qu'on s'explique la coloration du grand cul-de-sac de l'estomac par le contact de la rate, surtout quand elle est ramollie. (Béclard, *loc. cit.* Considérations médico-légales, sur l'ecchymose, etc., par M. Rieux.)

Consécutivement à la putréfaction, au développement de certains gaz, tels que l'hydrogène sulfuré, la coloration, ainsi que nous l'avons expérimenté sur des portions de membrane muqueuse injectée par suite d'une transsudation ou d'une inflammation, la coloration, dis-je, de rouge deviendra brune, noire, et enfin d'un gris cendré.

Avec d'autres gaz la couleur sera livide, puis verte.

On produit quelquefois une rougeur pointillée, en raclant la membrane muqueuse avec le dos d'un scalpel; les vaisseaux sous-muqueux sont rompus, et le sang s'épanche; cette rougeur résiste au lavage. (BILLARD, *Op. cit.*, p. 176. MORGAGNI, lettre 51ᵉ, sect. 23ᵉ.)

Il suffit même de passer assez légèrement l'instrument, dans le but d'enlever la couche de mucus, pour injecter les houppes vasculaires, par expression des vaisseaux un peu volumineux; cette injection se produit d'ailleurs d'autant plus aisément que les vaisseaux sont plus gorgés de sang, aussi ne réussit-elle que difficilement, quand l'intestin est parfaitement dans son état normal.

Un trouble de la circulation, survenu au moment de la mort, ou ayant déjà exercé depuis long-temps son influence, détermine encore une coloration non inflammatoire du tube digestif; c'est ce qu'on remarque chez des individus qui ont succombé à une asphyxie, à une lésion organique du cœur, à certaines affections du foie, etc. Ainsi *Laënnec* (Auscult. médiat., 2ᵉ édit., t. 1ᵉʳ, p. 239) cite le cas d'un individu qui avait succombé à une double pneumonie aiguë, chez lequel la muqueuse gastrique et duodénale offrait, dans plusieurs endroits des traînées de petites taches d'un rouge foncé, assez semblables aux ecchymoses de la peau, et qu'il n'hésite pas à regarder comme un accident de l'agonie.

Nous avons déjà noté que le suc de certaines substances alimentaires produisait aussi une altération dans la couleur de la membrane muqueuse digestive; il en est de même du sang épanché dans l'intestin. (BILLARD, *Op. cit*, p. 263.)

Ces diverses colorations se présentent sous des aspects très-variés, que M. *Billard* a rangés dans les six espèces suivantes : *ramiforme*, *capilliforme*, *pointillée*, *striée*, *par plaques*, *diffuse*.

Comment distinguera-t-on si la rougeur de la muqueuse digestive est inflammatoire ou non?

Il n'existe pas de moyen direct d'y parvenir; on a prétendu que les formes étaient différentes, que la macération ne détruisait que la rougeur cadavérique, etc. Or, on peut voir dans l'ouvrage précité, de M. *Billard*, que toutes les espèces de colorations se retrouvent dans l'un et l'autre cas; et quant à la macération, nous avons vérifié par expérience l'inefficacité de ce moyen, ce qui avait déjà été annoncé depuis long-temps.

Toutefois, si l'altération ne porte que sur la couleur de l'organe, si elle occupe les parties les plus déclives, si les symptômes observés pendant la vie n'ont pu faire soupçonner l'existence d'une phlegmasie intestinale, enfin, si l'ouverture du cadavre a été pratiquée dans des circonstances propres à favoriser le développement de la putréfaction, on devra croire que la coloration est cadavérique : des données contraires conduiront à une conclusion opposée.

2°. *Consistance.*

La consistance normale de la membrane muqueuse digestive diffère un peu dans les diverses parties du canal, et quelquefois dans divers points d'une même section du tube; c'est ainsi que la résistence est moindre au grand cul-de-sac de l'estomac que partout ailleurs dans ce viscère.

Néanmoins, dans tous les cas, elle peut ou résister à la traction que l'on exerce sur elle, ou au moins s'enlever en membrane.

Le ramollissement de la membrane muqueuse offre trois degrés distincts : 1°. elle ne s'élève plus en membrane; 2°. elle est réduite en pulpe; 3°. elle a complètement disparu.

Ces degrés se rencontrent également dans le ramollissement inflammatoire et dans le ramollissement putride. Mais ici l'erreur est ordinairement impossible, car, pour que le ramollissement par putréfaction ait lieu, il faut que le travail de décomposition soit assez avancé; en effet, il résulte des recherches de M. *Billard*, que ce n'est que plusieurs jours après la mort qu'il commence à apparaître. Il pourrait néanmoins se montrer plus promptement, si la membrane était exposée au contact d'un air chaud (*Andral*, art. *Ramollissement*, Dict. de médec.); et même on peut admettre, d'après l'analogie d'un fait de gangrène putride du poumon, que nous rapportons plus bas, qu'il est de circonstances plus ou moins appréciables qui hâteraient assez le mouvement de fermentation des molécules matérielles pour que le diagnostic fût difficile à établir relativement à la nature du ramollissement.

Mais si le ramollissement par putréfaction ne peut, le plus souvent, être méconnu, s'ensuit-il nécessairement que toute autre espèce de ramollissement sera dû à un travail phlegmasique?

Cette question est trop importante pour que nous ne discutions pas avec soin tout ce qui s'y rattache, et pour aider à en trouver la solution.

Comme l'estomac offre ce genre d'altération à un degré de fréquence et d'intensité bien plus marqué que toute autre section du tube digestif, c'est aussi dans ce viscère que nous en rechercherons les causes et la nature.

Il n'est aucun point de l'estomac plus fréquemment ramolli que le grand cul-de-sac; et M. *Louis* a tellement été frappé de ce fait, qu'il a écrit, que *l'on peut considérer comme une loi le décroissement de la densité de la petite à la grande courbure et au grand cul-de-sac de l'estomac* (Arch. de médec. t. 5, p. [illegible]).

Or, là aussi, les membranes musculeuse et muqueuse sont moins épaisses, la tunique péritonéale restant la même; un plus grand nombre de vaisseaux s'y rendent, la stagnation y est plus facile, surtout dans le décubitus dorsal; cette partie étant alors la plus déclive, à raison des rapports de l'organe avec le foie, le rachis et l'aorte dans ses autres points, et avec la rate dans celui-ci: en effet, l'hypochondre gauche n'est occupé que par ce viscère et le grand cul-de-sac de l'estomac.

Ne pourrait-on pas, d'après ces considérations, expliquer d'une manière simple la fréquence du ramollissement et des diverses colorations dans cette partie du ventricule, en admettant qu'il se passe dans le développement de cet organe quelque chose d'analogue à ce qui a lieu dans la vessie pour la formation de son bas fond.

A la naissance l'estomac est droit, les tubérosités n'existent pas bientôt la courbure s'établit par suite du retrait du foie ; mais si l'on considère, d'une part, que la portion gauche est peu soutenue par la rate, tandis que la saillie de la colonne vertébrable et les battemens de l'aorte rejettent en avant le corps et la portion droite, qui ne peuvent se porter dans l'hypochondre droit, entièrement occupé par le foie ; d'autre part, que cette partie gauche devient nécessairement la plus déclive dans le décubitus dorsal, que l'on garde presque constamment dans le premier âge de la vie, et que dans le temps de la digestion, à quelque époque que ce soit, les liquides y sont constamment refoulés (*Merkel*, Manuel d'anatomie, t. 3, p. 388), on pourra concevoir la possibilité d'une distension mécanique lente, et, par suite, l'amincissement des tuniques musculeuse et muqueuse, qui glissent sous la tunique péritonéale, sans l'entraîner avec elles.

Plus tard, la station verticale est l'attitude la plus ordinaire à l'homme ; et si l'estomac n'est pas dilaté suivant cette direction, cela tient à l'action non interrompue des viscères et des parois abdominales qui le reportent constamment en haut, et à ses connexions avec le foie, par l'épiploon gastro-hépatique, et avec le diaphragme, soit directement, soit par l'intermédiaire de ce même foie, et enfin avec le duodénum, qui ne pourrait se déplacer sans entraîner avec lui le péritoine, etc. ; néanmoins, la formation de la petite tubérosité atteste ici, et les efforts de la pesanteur, et la puissance des moyens que la nature a disposés pour la neutraliser.

Si les choses se passent ainsi que je viens de le dire, pourquoi répugnerait-on à admettre que, dans l'état de maladie, le malade étant couché habituellement sur le dos, le contact continuel des liquides avec les parties les plus déclives, la stagnation du sang dans le système vasculaire, dont le développement est ici plus grand que nulle part ailleurs, puissent opérer une sorte de congestion passive dans la profondeur des tuniques, et une espèce de *macération* à la surface de la membrane muqueuse.

Que si l'esprit se refuse à supposer que de semblables phénomènes se produisent pendant la vie, du moins ne pourra-t-on pas nier que les altérations les plus profondes dans la couleur et la consistance ne doivent se montrer ici aussitôt après la mort, si ce n'est même dès cette époque qui la précède immédiatement, alors que les lois physiques commencent à s'exercer, à l'emporter sur les lois vitales, qu'elles concourent à anéantir.

Je pourrais appuyer ces opinions par des observations multipliées : je me contenterai de rapporter les deux suivantes, qui m'ont paru plus concluantes que les autres.

Une jeune fille meurt phthisique à la clinique de la Charité (29 juin 1827), après six mois de maladie. Elle n'avait rien présenté du côté de l'estomac pendant tout le cours de son affection ; car je ne crois pas qu'il faille regarder comme caractéristiques d'une inflammation, l'anorexie, les dégoûts, et les vomissemens rares qui succédaient aux quintes de toux. A l'autopsie, on trouva l'estomac réduit en pulpe vers le grand cul-de-sac : remarquons seulement que, dans ce cas comme dans celui que je vais citer ensuite, les malades étaient depuis long-temps si affaiblies, qu'elles étaient obligées de garder constamment le lit, et de rester couchées sur le dos. L'autre malade, également phthisique, succomba le 7 juillet 1827, après une maladie de quatre mois ; elle se plaignait pendant les six dernières semaines de sa vie d'une vive douleur à l'épigastre, augmentant par la pression ; néanmoins l'appétit se conservait, mais le vomissement suivait d'ordinaire l'ingestion des alimens. A l'autopsie, on trouva l'estomac parfaitement sain, de couleur et de consistance naturelles, si ce n'est vers la grosse tubérosité, où existait un ramollissement pulpeux, renfermé assez exactement dans l'espace qu'occupait un liquide muqueux accumulé en ce point par l'action de la pesanteur ; en dehors et dans le même endroit, la rate, appliquée sur le viscère, et très-ramollie elle-même, lui avait communiqué une teinte rouge lie de vin.

D'après la douleur épigastrique et les vomissemens observés pendant la vie, je ne nierai pas ici l'existence d'une phlegmasie ; mais je ne puis m'empêcher de croire que les altérations cadavériques ont été augmentées par la congestion mécanique et le contact du liquide, puisque l'estomac était sain dans tous les autres points.

Les influences me semblent encore plus évidentes pour le sujet de la première observation, chez lequel l'affection gastrique ne s'était décélée pendant la vie par aucun symptôme un peu saillant.

Dans son excellent ouvrage sur la phthisie, M. *Louis* dit avoir rencontré la ramollissement de la membrane muqueuse qui recouvre le grand cul-de-sac de l'estomac coïncidant avec une coloration rouge, sur un peu plus du sixième des malades qu'il a observés : il ajoute, que *bien rarement la lésion était accompagnée de symptômes qu'on pût lui rapporter.* (*Op. cit.*, p. 68.) Aussi la juge-t-il inflammatoire d'après son aspect; et il pense que l'absence des symptômes tient à ce que la phlegmasie se développait que dans les derniers instans de la vie.

Il ne nous appartient pas de répudier l'opinion d'un observateur aussi distingué; mais n'est-elle pas remarquable cette coïncidence de lésions siégeant dans un lieu où leur développement est physiquement et chimiquement nécessaire, et l'absence des symptômes qui ne manquent pas de décéler la phlegmasie quand elle a son siége dans quelque autre point du viscère ?

Sans doute, toutes ces idées sont hypothétiques, mais il serait facile de les appuyer ou de les détruire par des expériences bien dirigées : en changeant d'une manière continue l'attitude des malades, on pourrait peut-être produire des congestions dans d'autres points; et qui sait même si ce changement n'agirait pas quelquefois assez efficacement pour opérer un dégorgement utile dans les parties malades? Y a-t-il donc si loin de cette vue théorique à celle qui guide le chirurgien qui recommande au malade affecté de panaris de tenir sa main le plus élevée possible?

Outre le genre de ramollissement dont nous venons de parler, il en est une espèce particulière qui reconnaît pour cause l'œdème du tissu cellulaire sous-muqueux, dû à la transsudation cadavérique ou à une influence mécanique qui s'est exercée dans les derniers instans de la vie : la membrane muqueuse est soulevée et comme tremblotante ; si à [illegible] les modifications de couleur dont il a été question plus haut, le problème en deviendra plus difficile à résoudre. (*Andral*, Leçons orales d'anat. pathol. — Billard., *Op. cit.*, p. 588.)

Il est vrai que quelquefois ce ramollissement n'existe qu'en apparence; la pression du doigt exprime la sérosité des mailles du tissu cellulaire, et la membrane muqueuse se présente alors avec sa consistance accoutumée.

5°. *Matières contenues dans l'intestin.*

Je ne ferai qu'indiquer ici le développement de gaz putrides qui pourraient simuler une tympanite ou le météorisme. La production des gaz étant un des derniers phénomènes de la décomposition putride; on conçoit cependant qu'il pourrait se faire que des matières retenues dans l'intestin subissent la décomposition dans un très-court espace de temps; mais celui qui aurait observé le malade pendant sa vie ne pourrait être induit en erreur par un phénomène dont l'apparition, toujours appréciable à l'extérieur, serait postérieure à la mort; et, d'ailleurs, à l'autopsie, l'existence des autres signes de la putridité et l'absence de ceux de la phlegmasie achèveraient de lever toute incertitude.

Quelquefois la transsudation cadavérique du sang est portée jusqu'à l'exhalation; elle se reconnaît par les mêmes moyens que les altérations de couleur.

Mais un des signes les plus précieux de l'inflammation, et qui trouve naturellement ici sa place, c'est l'existence d'une plus ou moins grande proportion de bile ou de tout autre fluide vers les points irrités du tube intestinal, soit par un mouvement antipéristaltique de l'intestin, soit par une sorte d'attraction, soit enfin par un effet de la stase qui résulte du défaut de contraction d'une partie : *ubi stimulus ibi fluxus.*

Tunique celluleuse, tunique musculeuse.

La couleur et la consistance de ces deux tuniques de l'intestin peuvent être modifiées de la même manière et sous les mêmes influences que dans la tunique muqueuse ; nous avons vu, de plus, que le tissu cellulaire sous-muqueux pouvait être le siége d'une infiltration cadavérique.

Quand tous les élémens anatomiques de l'intestin sont ramollis, et nous savons que l'afflux des liquides, après la mort, y produit une espèce de macération, et par suite une remarquable friabilité, le plus léger effort de traction suffit pour les rompre, et produire une solution de continuité ou *perforation* : l'accumulation des gaz peut même donner lieu à ce phénomène ; et s'il se manifeste chez un vieillard affaibli par l'âge, et chez lequel (BILLARD. *Op. cit.*, p. 77 et 58) la membrane muqueuse a subi un remarquable amincissement, s'il coïncide avec l'altération de couleur, et si, dans les mouvemens imprimés au cadavre, un épanchement s'est formé dans le péritoine, on sera obligé, pour parvenir à distinguer cette lésion cadavérique d'une lésion inflammatoire, de recourir aux symptômes qui ont eu lieu pendant la vie, en s'appuyant aussi des modifications dont le péritoine a pu devenir le siége dans les cas de phlegmasie, bien qu'il ne soit pas sans exemple que ces altérations aient manqué, malgré une inflammation non douteuse.

Annexes de l'appareil digestif.

Foie, rate, pancréas, ganglions mésentériques, péritoine.

On n'a pas encore assigné d'une manière exacte les caractères anatomiques de l'inflammation des trois premiers de ces organes et de leurs dépendances : la rougeur et le ramollissement sont les signes principaux qui ont été indiqués ; or, ici, comme dans l'intestin, l'afflux du sang peut être cadavérique, et cet afflux détermine une plus grande friabilité que dans le tube digestif lui-même, par les motifs que nous exposerons en étudiant les congestions cadavériques de l'appareil respiratoire : ce phénomène est surtout remarquable dans le cas où le sang conserve sa fluidité ; aussi, M. *Andral* fait-il observer que la rate peut être ramollie par la liquéfaction du sang ordinairement concret, épanché dans ses cellules. (Art. *Ramollissement* du Dict. de médec.)

L'examen de l'état général des organes, les symptômes observés pendant la vie, serviront encore de guide pour établir le diagnostic.

Quant aux ganglions mésentériques, leur engorgement peut être considéré comme l'un des moyens les plus exacts d'apprécier une phlegmasie gastro-intestinale : la persistance de cet engorgement, après la disparition de la congestion inflammatoire, en fait de véritables *phlegmomètres* du tube digestif.

Enfin, on trouve souvent dans le péritoine des accumulations de sérosité même assez considérables ; il est inutile de dire, d'après tout ce qui précède, que ce phénomène est insuffisant pour caractériser une inflammation ; il résulte, d'ailleurs, tantôt du trouble de la circulation pendant l'agonie, dans les affections organiques du cœur, tantôt de la condensation des vapeurs séreuses par abaissement de température, tantôt enfin d'une transsudation cadavérique.

APPAREIL CIRCULATOIRE.

Cœur. Tous les auteurs sont d'accord sur ce point, savoir : que le tissu propre du cœur, ainsi que ses membranes interne et externe peuvent être frappés d'inflammation.

Mais tandis que les uns (*Bouillaud*, *Andral*, etc.), pensent que le changement de couleur et de consistanc suffisent pour la caractériser, d'autres (*Laënnec*) croient que la présence du pus est le seul signe caractéristique de l'inflammation de la substance du cœur ; le ramollissement est pour eux une affection *sui generis*, « produit d'un « trouble de nutrition, par lequel les élémens solides du tissu dimi- « nuent en proportion de ce que ces élémens liquides ou demi- « liquides augmentent. » (Auscult. méd., 2ᵉ. édit., t. 2, p. 540.) Généralisant cette proposition, ce dernier auteur va jusqu'à dire que *les tissus durs seuls perdent leur dureté dans l'inflammation.* (*Loco cit.*)

Enfin, dans un Mémoire récemment publié par MM. *Trousseau* et *Rigot* (Arch. de méd., oct. 1826, p. 193.) on lit que « la flaccidité, « la décoloration, la mollesse, le défaut de cohésion du tissu charnu « du cœur reconnaît souvent pour cause moins une lésion inflam- « matoire qu'une altération cadavérique. »

Cette dernière opinion, moins exclusive, nous paraît plus conforme à la saine observation.

L'inflammation du cœur ou cardite est superficielle ou profonde; dans la première, la membrane interne est d'un rouge-violacé, écarlate, etc., soit dans la totalité, soit dans une partie de son étendue.

Mais cette rougeur est souvent un phénomène cadavérique, surtout si la surface interne du cœur a le contact de l'air.

L'imbibition peut la produire également.

Laënnec pense que cette rougeur est constamment cadavérique « quand elle coïncide avec une agonie un peu longue, accompagnée « de suffocation avec une altération manifeste du sang et une décom- « position déjà un peu marquée du cadavre. » (*Op. cit.* p. 606, t. 2.).

Nous reviendrons sur ces opinions en parlant de la coloration de la membrane interne des artères.

Quant au ramollissement de la substance charnue du cœur avec coloration rouge ou pâleur remarquable, s'il est vrai, comme cela paraît assez probable, qu'il soit quelquefois inflammatoire, souvent aussi il est cadavérique.

Dans le grand nombre d'observations rapportées par MM. *Bertin* et *Bouillaud*, relativement au point que nous traitons en ce moment, le travail de la putréfaction était déjà très-avancé, ou bien les circonstances étaient on ne peut plus favorables, à l'imbibition. (*Op. cit.* obs. 3e., 5e., 6e., 7e., 8e., 9e.) Il en est même une qui doit être rapportée ici d'une manière spéciale; la treizième observation est celle d'un adulte qui succomba au mois d'août 1822, à la suite des symptômes suivans, qui furent en vain combattus par les antiphlogistiques : « coliques, selles abondantes, liquides ; douleurs dans l'hypochondre « droit; soif ardente; toux, son mat et absence de la respiration « à la base de la poitrine à droite; abattement, air d'anxiété ; pros- « tration ; alternatives de frissons et de sueurs. »

L'autopsie fut faite vingt-quatre heures après la mort : entre autre lésions, on trouva le tissu du cœur flasque et mou ; des caillots en occupaient les cavités ; ils étaient décolorés dans les droites et noirs dans les gauches ; la membrane interne présentait, *surtout à gauche*, une coloration d'un rouge-brun qui contrastait avec une rougeur écarlate de l'aorte.

Peut-on douter ici de l'influence de la coloration des caillots renfermés dans les cavités gauches, de celle de la putréfaction, qui, à cette époque de l'année, marche avec tant de rapidité, putréfaction caractérisée, d'ailleurs, par le météorisme énorme que présentait le cadavre, les épanchemens sanguinolens des cavités séreuses, etc. MM. *Rigot* et *Trousseau* ont reconnu dans leurs expériences (*Op cit.* obs. 15e., 16e., 17e., et 18e.) que le tissu du cœur était flasque, jaunâtre, comme cuit, ramolli, chez des chevaux tués au milieu d'une santé parfaite; et que la coloration de la membrane interne siégeait dans les cavités correspondantes au côté sur lequel l'animal avait été laissé après la mort.

Concluons de ce qui précède, que l'altération de couleur et de consistance du cœur ne peut être invoquée comme preuve d'une cardite, que dans le cas où les causes d'imbibition cadavérique et de putréfaction sont éloignées, particulièrement si ces lésions occupent tout un côté de l'organe.

Et en effet, le ramollissement qui s'étend plus en profondeur qu'en largeur, et à la suite duquel se manifestent les perforations du cœur, semble réellement résulter d'un travail phlegmasique.

Les concrétions polypiformes du sang, qui se rencontrent assez fréquemment dans le cœur, attribuées par MM. *Kreysig* et *Burns* à un état inflammatoire, ne peuvent être considérées comme telles que dans le cas d'adhérence à la membrane interne au moyen d'une lymphe plastique; s'il n'y a qu'intrication dans les colonnes charnues de l'organe, on doit savoir au moins douter, puisqu'on n'ignore pas, qu'elles se trouvent souvent dans le cœur d'hommes et d'animaux surpris par une mort violente au milieu d'une santé parfaite.

Artères. Tout ce qui a été dit plus haut sur la coloration de la membrane interne des cavités du cœur peut s'appliquer à la tunique interne des artères.

Laënnec s'est assuré d'une manière directe que le contact prolongé du sang avec une artère suffisait pour communiquer à celle-ci une teinte écarlate, que n'affaiblissaient pas des lavages réitérés ; il recommande d'employer pour cette expérience du sang rutilant, retiré des poumons par expression. La couleur est violette ou plus ou moins pâle, si le sang est très-liquide ou mêlé de sérosité (tom. 2, p. 605).

La perméabilité des vaisseaux est d'ailleurs connue depuis longtemps; elle a été constatée par un grand nombre d'auteurs depuis *Hunter.*

Je me contenterai de citer le fait suivant, qui m'est personnel ; en pratiquant cet hiver une injection grossière chez un très-jeune sujet, il y eut une telle transsudation, que la majeure partie de la matière de l'injection sortit des artères, mais de telle sorte que la graisse filtra seule, sans entraîner la matière colorante ; il en résulta, dans plusieurs points, des épanchemens au milieu desquels on pouvait suivre les artères remplies elles-mêmes par l'injection colorée; ce phénomène avait particulièrement lieu au cou, dans le crâne et l'abdomen.

D'après les recherches de MM. *Trousseau* et *Rigot*, les colorations diverses que présente le système artériel sont dues à la transsudation dans un grand nombre de cas; la plasticité du sang, la position du cadavre, la nature des maladies, qui influent si puissamment sur l'état du sang, et, en un mot, tous les agens physiques et chimiques, dont nous avons indiqué l'influence, modifient singulièrement cette coloration.

Les aspects divers sous lesquels elle se présente, tiennent, suivant ces auteurs, à la différence de plasticité du sang dans les mémes parties de l'arbre circulatoire artériel, dans lequel il n'est pas rare de trouver un caillot de cruor à côté d'une concrétion polypeuse nageant dans le sang fluide.

Hodgson (*Mal. des art. et des veines*, t. 1, p. 8), en parlant de la coloration rouge des artères, ne sait s'il doit la regarder comme morbide ou cadavérique; il veut, pour conclure avec assurance, qu'à la rougeur se joigne le gonflement et le ramollissement de la membrane interne, et l'apparition d'une exsudation de lymphe plastique.

Nous avons rappelé plus haut à quels signes *Laënnec* reconnaît que la rougeur des artères est cadavérique, nous n'y reviendrons plus ici.

Toutefois, nous pensons que l'imbibition et la transsudation ne sont pas toujours suffisantes pour rendre raison de la rougeur des artères; c'est ainsi qu'il n'est pas rare de trouver des rougeurs intenses de la membrane interne des vaisseaux dans des points contigus à des caillots incolores.

D'ailleurs, M. Andral (*Clin. méd.*, t. 3, p. 463 et suiv.), assure que « sur des chevaux immédiatement ouverts après qu'ils venaient « d'être abattus, il a trouvé, soit à la surface interne du cœur, soit « dans les artères, soit dans les veines, les mêmes nuances de colo- « ration qu'il a rapportées chez l'homme à un état inflamma- « toire. »

Cette importante assertion avait été démentie par MM. *Trousseau* et *Rigot*, dans le mémoire que nous avons cité ci-dessus (p. 193). Il paraît que ces auteurs ont été plus heureux dans leurs recherches, les mêmes phénomènes se sont offerts à leur observation; l'opinion de M. *Andral* avait, en outre, reçu l'assentiment de M. *Boullay*, qui l'a consigné dans un mémoire particulier.

Veines. Les veines étant encore plus perméables que les artères, le sang veineux moins plastique que l'artériel, son séjour dans ce système ordinairement plus prolongé, nous pouvons en conclure que tout ce qui a été avancé pour les artères est encore plus rigoureusement vrai pour les veines.

Péricarde. L'épanchement liquide ou aériforme du péricarde peut apparaître dans l'agonie de toutes les maladies (Laennec, *Op. cit.*, t. 2, p. 675); aussi l'on n'aura lieu de l'attribuer à un travail inflammatoire qu'autant qu'il coïnciderait avec des altérations de densité, de couleur, d'autres produits nouveaux, et avec les symptômes qui servent à diagnostiquer la péricardite; tels que la dyspnée, l'irrégularité du pouls, la matité de la région précordiale, etc

APPAREIL RESPIRATOIRE.

Les altérations de la membrane muqueuse des voies aériennes ne diffèrent presqu'en rien de celles qui appartiennent à la muqueuse digestive : je crois donc devoir les passer sous silence, pour arriver de suite au parenchyme pulmonaire lui-même; je me contenterai de faire remarquer que la muqueuse bronchique est rarement ramollie, même dans l'inflammation la plus intense.

Poumon. Les caractères anatomiques de la pneumonie consistent, à une certaine époque de son développement, dans l'*engouement avec ou sans friabilité*; c'est-à-dire que du sang, du mucus, sont versés sur la surface libre des bronches, et s'y trouvent mêlés en proportion variable avec l'air; de telle sorte qu'en pratiquant une section le sang apparaît plus ou moins spumeux; la crépitation est alors moindre, d'autant surtout que la proportion du liquide est plus considérable ; d'ailleurs la coloration générale est rouge, et enfin, par la pression, le doigt pénètre plus facilement qu'à l'ordinaire dans le parenchyme ainsi engoué ; en d'autres termes, le poumon est devenu *friable*.

Suivant quelques auteurs, les fluides ne seraient pas épanchés dans la cavité des bronches, mais bien en dehors de ces conduits, dont ils rétréciraient le diamètre par leur accumulation ; ce rétrécissement rendrait compte de l'absence de crépitation, et jusqu'à un certain point de l'apparence spumeuse du fluide que la pression fait sortir, quand le poumon a été entamé ; mais l'aspect particulier de la matière expectorée (crachats rouillés, etc.), resterait inexplicable dans cette manière de voir.

Quoi qu'il en soit de cette divergence d'opinion, qui n'apporte d'ailleurs aucun changement à la succession de nos idées sur ce point, la friabilité du poumon ne se montre qu'autant que la proportion du liquide l'emporte de beaucoup sur celle de l'air.

C'est ce que l'on pourrait admettre *à priori*, car il est facile, je crois, de rendre raison de cette friabilité par les lois ordinaires de la physique.

Le poumon est résistant, avons-nous dit, quand la quantité d'air est prédominante ; mais ne voit-on pas que la grande compressibilité de ce fluide permet de rapprocher les minces parois qui l'emprisonnent avec une force unique, agissant dans le sens de la pression, force qui ne porte que très-tard ces parois au-delà des limites de leur extensibilité, car bientôt elles sont amenées au contact, et l'air comprimé s'échappe avec assez de rapidité par les voies que la section de l'organe lui a ouvertes, pour qu'il ne puisse pas faire ressort.

Au contraire, quand la quantité du liquide l'emporte sur celle du fluide élastique, l'action du doigt, qui tend à comprimer ce liquide à travers la paroi organique, détermine de la part de celui-ci une réaction en sens inverse de la première, mais qui ne lui est pas opposée, sans quoi la membrane n'éprouveraient aucune altération. Les parties que presse le doigt s'affaissent au-dessous de lui, et le liquide qui s'en trouve exprimé ne pouvant fuir assez rapidement, se relève sur les parties latérales du doigt, vient tendre autour de lui les parois des vésicules bronchiques. Bientôt les limites d'extensibilité sont franchies, et le doigt s'enfonce autant par l'effet de la réaction dont nous venons de parler que par celui de la pression directe qu'il exerçait.

L'expérience suivante est très-propre à appuyer cette explication :

Que l'on injecte de l'eau pure dans la trachée d'un mouton qui vient d'être tué ; si l'on a eu le soin d'empêcher par une ligature le liquide de pénétrer dans l'un des poumons, on pourra comparativement apprécier la différence de friabilité des deux organes après l'expérience. Il est presque inutile de dire que le poumon injecté est beaucoup moins résistant. Or, ce poumon est sain, et on l'éprouve immédiatement après que l'injection vient d'être pratiquée. Notons même, pour plus d'exactitude, qu'il n'est pas nécessaire de pousser l'injection avec force pour le succès de l'expérience.

Si on attend plusieurs heures avant de pratiquer la section, les parois bronchiques s'imbibent, se détrempent en quelque sorte, et la friabilité est encore plus marquée.

Il est vraisemblable, bien que je ne l'aie pas expérimenté, que des liquides de densités différentes donneraient des résultats également différens.

Ceci étant établi, on sait que l'engouement se manifeste dans l'agonie par l'influence de la position après la mort, etc. ; il est même quelquefois si considérable, que tout un lobe est modifié dans sa couleur, sa pesanteur spécifique, etc. ; il est rouge, violacé, se précipite au fond de l'eau, etc. (Laennec, *Op. cit.*, t. 1er, p. 221). Or, cet engouement peut aussi être ou non accompagné de friabilité, suivant les mêmes circonstances qui ont modifié cette propriété dans le cas de pneumonie.

Quelques auteurs pensent, il est vrai, que l'engouement cadavérique coïncide avec une friabilité moindre que celle qui existe dans l'engouement inflammatoire

Il n'est pas douteux que l'appréciation des nuances qui séparent le plus du moins distingue l'observateur exercé de celui qui ne l'est pas; mais je crois que ce caractère ne serait applicable dans le cas qui nous occupe qu'autant que des noyaux pneumoniques existeraient au milieu d'un parenchyme engoué, disposition qui suffit déjà pour éclairer le diagnostic ; autrement ce signe nous paraît d'autant moins valable que nous avons vu des poumons enflammés au premier degré être très-résistans, et des poumons sains, mais engoués, très-friables.

Il suffit, pour cela, comme nous l'avons dit, que la congestion cadavérique ait substitué presque absolument le sang à l'air contenu dans les bronches.

Que sera-ce si déjà la décomposition putride a commencé? « La « partie infiltrée, dit *Laënnec*, se ramollit de manière à se réduire en- « tre les doigts en une sorte de bouillie brunâtre ou violette foncée. » (*Op. cit.*, t. 1er, p. 283.)

Il est quelques cas particuliers qui rendent encore plus difficile le diagnostic de la nature de l'altération qu'offre le poumon.

C'est ainsi que chez les hydropiques la partie postérieure du poumon est gorgée d'une sérosité spumeuse plus ou moins sanguinolente, qui simule quelquefois d'une manière parfaite le premier degré de la pneumonie ou l'œdème du poumon. (*Laënnec*, t. 1er, p. 283.)

Relativement à l'œdème du poumon, je dois noter une particularité fort remarquable, et qui ne s'accorde nullement, en apparence, avec tout ce qui a été dit plus haut; il n'est pas rare de rencontrer des *poumons fortement œdématiés, et néanmoins très-résistans ;* mais alors le liquide est réellement en dehors des bronches, dans le tissu cellulaire, dont toutes les aréoles communiquent si largement ensemble; et, quand on presse un pareil poumon, le liquide fuit sans pouvoir faire ressort, comme cela a lieu dans ces œdèmes du tissu cellulaire sous-muqueux du canal intestinal, qui donnent à la membrane muqueuse un aspect gélatineux dont nous avons fait mention ci-dessus.

D'après ce qui précède, nous pensons que, dans les cas douteux, on pourra croire que l'engorgement est cadavérique lorsqu'il sera limité aux parties les plus déclives, et en particulier à celles qui auront offert cette déclivité au moment de la mort, dans le cas où l'agonie aurait été longue et la dyspnée extrême dans les derniers instans de la vie : il paraît même que l'on aurait beau retourner alors le cadavre sur le ventre, l'engorgement n'abandonnerait pas la face dorsale des poumons. (*Orfila*, Leç. de méd. lég., t. 1er, p. 516.) Il faut, en outre, que le malade n'ait offert pendant sa vie aucun symptôme de pneumonie.

Le premier caractère sera même le seul valable dans certaines circonstances ; on sait, en effet, que les râles sont dus, en partie du moins, au mélange de l'air et des liquides épanchés. Or, dans l'agonie, l'expuition est souvent impossible ; le râle crépitant existe alors, bien que le parenchyme pulmonaire soit sain; aussi pensons-nous que la pneumonie des agonisans consiste fréquemment dans la modification du bruit respiratoire, due à la cause que nous venons d'indiquer, et jointe à la congestion que la dyspnée détermine dans le système veineux.

Ce n'est pas qu'une véritable pneumonie ne puisse résulter de la persistance d'un semblable état. Ainsi il nous est démontré que la pneumonie, si fréquente dans les fièvres adynamiques, reconnaît pour cause la congestion mécanique du poumon par suite de l'action de la pesanteur, etc. : son siége presque constant à la face postérieure de l'organe le prouve; et je ne doute pas, d'après cette considération, que la détermination du point affecté dans les divers cas de pneumonie, pleurésie, etc., n'acquière une nouvelle importance par les modifications utiles qu'elle mettrait à même d'apporter dans les attitudes des malades.

La friabilité ne pourra être invoquée comme preuve de l'inflammation qu'autant qu'elle sera extrême, bien que l'engouement ne fasse que commencer à paraître, et que la proportion de l'air soit de beaucoup supérieure à celle du sang.

5

La *gangrène* du poumon peut quelquefois être simulée d'une manière frappante par suite des progrès de la putréfaction : c'est du moins ce que l'on peut voir dans l'ouvrage si justement célèbre de *Laënnec*.

Cet auteur rapporte (t. 1er, p. 241) un exemple remarquable de décomposition gangrénoïde de la membrane muqueuse bronchique, dans l'espace de vingt-quatre heures, et il ajoute cette réflexion, que nous ne devrions jamais perdre de vue :

« Ce fait est, au reste, du nombre de ceux qui doivent porter les
« médecins qui s'occupent d'anatomie pathologique à se tenir en
« garde contre les altérations qui se font après la mort. »

Plèvre. On a quelquefois occasion d'ausculter des malades peu d'instans avant la mort ; ils ne présentent aucun signe d'épanchement, et à l'autopsie on trouve au-delà d'une livre de liquide épanché dans la cavité des plèvres : le phénomène inverse n'est pas moins fréquent. (Laennec, *Op. cit.*, t. 2. p. 236.)

L'auteur du Traité de l'auscultation médiate attribue cette exhalation et cette résorption à la persistance des fonctions capillaires.

Nous avons suffisamment indiqué, en parlant des épanchemens du péricarde, les signes qui conduiront à regarder ces accumulations de liquide comme résultant d'un travail inflammatoire, pour qu'il soit superflu d'y revenir ici : les moyens de diagnostic sont les mêmes dans les deux cas.

APPAREIL SENSITIF EXTERNE.

Peau. Sans parler des sugillations cadavériques, ni de l'infiltration du tissu cellulaire sous-cutané de la face postérieure du tronc, et des membres, dues à l'influence de la pesanteur sur le sang resté fluide dans les vaisseaux, nous ferons observer que, par la seule action de la décomposition putride, les altérations les plus variées se manifestent dans la couleur du tégument externe.

Elles apparaissent même quelquefois du vivant des individus

Orfila; art. *Putréfaction*. Dict. de méd., dix-huitième vol. p. 100.)

Si ce travail de décomposition coïncide avec un état de congestion, alors les phénomènes se dessineront d'une manière encore plus tranchée.

Nous avons suspendu des cadavres par les pieds; après vingt-quatre heures, le thermomètre marquant 20° centigrades, la face était d'un rouge violacé, bouffie, les yeux brillans, injectés, les pupilles souvent contractées; le tissu cellulaire sous-cutané infiltré d'une sérosité roussâtre, etc., en un mot, le *facies* était celui des individus morts d'apoplexie foudroyante.

Le changement de consistance de la peau n'arrive guère que par l'effet d'une vive inflammation, ou par celui d'une putréfaction très-avancée; dans les deux cas, toute erreur est impossible.

C'est ainsi que, dans ses expériences sur la putréfaction, M. *Orfila* a vu que les cadavres plongés dans l'eau offrent, vers le seizième jour seulement, des ulcérations semblables aux chancres vénériens, ayant leur siége dans le derme, s'étendant par les progrès de la décomposition putride, et livrant passage à une matière putrilagineuse, due à l'altération des parties sous-jacentes. (Leçons de méd. lég., t. 1, p. 488.)

Mais on voit, par ces détails, que des lésions de ce genre sont beaucoup plus intéressantes pour la médecine légale que pour l'anatomie pathologique.

APPAREIL SENSITIF INTERNE.

Centres nerveux. La plupart des médecins s'accordent à considérer aujourd'hui, d'après les travaux de MM. *Lallemand*, *Rostan*, etc., le ramollissement de la substance cérébrale comme un des signes les plus positifs de son inflammation, bien qu'il ne soit pas infaillible, puisque M. *Rostan* le regarde, dans quelques cas, comme une altération sénile, altération que M. *Andral* a rencontrée également chez des enfans. (Leçons orales d'anat. patholog.)

Les autres caractères anatomiques sont tirés de la congestion de la pie-mère, du suintement du sang par la section de la substance du cerveau, disposition désignée par le mot *piqueté*. L'épaississement des membranes, le dépôt de matière purulente, etc., sont des signes non moins évidens; mais nous les passons sous silence, parce qu'ils ne peuvent être simulés par des altérations cadavériques.

La congestion mécanique du cerveau et de ses enveloppes est facile à produire après la mort; personne, que nous sachions, ne peut nier cette assertion.

Mais il n'en est pas de même du ramollissement; M. *Lallemand* (Lettres sur l'encéphale) rapporte quelques cas de ramollissement total de la substance cérébrale; il ne sait s'il doit le regarder comme cadavérique ou non.

La principale difficulté que l'on éprouve en faisant des expériences à ce sujet tient à ce qu'il est impossible de soustraire une partie de l'organe aux influences que l'on produit artificiellement, ce qui serait pourtant bien utile, ne fût-ce que pour se ménager un point de comparaison.

Toutefois, nous avons placé des cadavres la tête en bas, et nous les avons laissés dans cette position pendant quarante heures et plus, le thermomètre étant à + 20 deg. centig. Nous avons vu les congestions s'établir, les membranes être soulevées par la sérosité, le cerveau se piqueter, la substance grise se ramollir plus profondément que la blanche; quelques parties, comme le corps calleux, qui formait alors le plancher des ventricules, lesquels étaient plus ou moins remplis de sérosité, prendre une consistance crêmeuse; enfin nous croyons avoir remarqué que ce ramollissement était en raison directe de la quantité de fluide qui abreuvait les parties. Le travail de décomposition marchait, il est vrai, avec rapidité; mais la coloration des organes n'était pas encore modifiée; aucun gaz fétide ne s'en échappait; et, si nous avons attendu aussi long-temps avant de faire l'autopsie, c'est que nous avions besoin de phénomènes tranchés, les nuances étant inappréciables pour nos moyens grossiers d'investigation.

Faut-il dire que le degré d'intensité des lésions variait, dans nos expériences, suivant leur durée, la marche de la putréfaction, les variations atmosphériques, le genre de mort du sujet, etc.

Le fait suivant nous paraît de nature à jeter quelque jour sur la question qui nous occupe.

Un jeune homme succomba (juin 1827) à la clinique de la Charité après trois jours d'un coma profond, dont il avait été subitement atteint dans le courant d'une affection gastro-intestinale chronique. Ce coma avait été précédé immédiatement d'une insomnie qui fut en vain combattue par l'administration de l'opium à doses modérées; le malade était resté pendant la majeure partie de ce temps couché sur le dos. A l'autopsie, on trouva de la sérosité dans les ventricules, occupant la partie la plus déclive de ces cavités; les parois qui lui correspondaient étaient le siége d'un ramollissement crèmeux, tandis que partout ailleurs la consistance accoutumée avait été conservée.

Peut-on nier ici l'influence du contact chimique du fluide séreux sur la substance cérébrale?

Quoi qu'il en soit, nous croyons que, pour admettre une origine inflammatoire aux ramollissemens des centres nerveux, il faut qu'ils soient circonscrits, qu'ils ne siégent pas nécessairement dans les points les plus déclives, que l'on ait observé des symptômes ordinaires des phlegmasies de ces organes pendant la vie; et enfin, que les circonstances qui favorisent la congestion mécanique et la décomposition putride soient aussi éloignées que possible.

CONCLUSIONS GÉNÉRALES.

En résumant tout ce que nous avons dit jusqu'ici, nous pensons qu'on peut admettre :

1°. Qu'il n'existe aucune altération qui appartienne exclusivement à l'inflammation aiguë, et qui, prise isolément, puisse servir à la caractériser dans tous les cas.

2°. Que les altérations de couleur et de consistance, survenues après la mort ne diffèrent souvent en rien de celles qui résultent d'un travail phlegmasique, surtout quand on les considère sous le point de vue physique et chimique.

3°. Que le ramollissement est fréquemment une conséquence immédiate de la congestion, qui agit alors mécaniquement et chimiquement.

4°. Que toutes les causes qui favoriseront la congestion devront aussi, le plus souvent, être favorables au ramollissement, quoiqu'il soit bien constant que la simple congestion, le simple ramollissement puissent exister dans un état inflammatoire bien caractérisé.

5°. Que, pour reconnaître la véritable nature des lésions cadavériques, il faudra s'aider de considérations tirées du siége et de l'étendue de ces lésions, de l'état des parties qui sont liées aux organes altérés par leur système vasculaire, etc., des symptômes observés pendant la vie, et des circonstances physiques et chimiques qui ont pu exercer leur influence.

6°. Qu'enfin la détermination des attitudes à faire prendre aux malades doit entrer plus communément qu'on ne l'a cru jusqu'ici dans le plan d'une bonne théra eutique.

FIN.

HIPPOCRATIS APHORISMI.

I.

Vita brevis, ars longa, occasio præceps, experimentum fallax, judicium difficile. *Sect.* 1, *aph.* 1.

II.

Spontaneæ lassitudines morbos denuntiant. *Sect.* 2, *aph.* 5.

III.

Duobus doloribus simul obortis, non in eodem loco, vehementior obscurat alterum. *Ibid.*, *aph.* 46.

IV.

Erysipelas foris quidem intrò verti, non bonum; intùs verò foràs, bonum. *Sect.* 6, *aph.* 25.

V.

Senes facillimè jejunium ferunt; secundò ætate consistentes, minimè adolescentes, omnium minimè pueri; ex his autem, qui inter ipsos sunt alacriores. *Sect.* 1, *aph.* 13.

VI.

Cùm morbus in vigore fuerit, tunc vel tenuissimo victu uti necesse est. *Ibid.*, *aph.* 8.

www.ingramcontent.com/pod-product-compliance
Lightning Source LLC
La Vergne TN
LVHW012021160826
845678LV00002B/958

* 9 7 8 2 3 2 9 6 5 2 8 0 1 *